HERIDAS Y TRATAMIENTO DE LAS HERIDAS

Irene Molina Martínez
Diplomada universitaria en Enfermería.
Técnico especialista en Anatomía Patológica.

Miguel Valía Guerra
Diplomado universitario en Enfermería.
Técnico especialista en Anatomía Patológica.

Quedan rigurosamente prohibidas, sin la autorización escrita de los titulares del Copyright, bajo las sanciones establecidas en las leyes, la reproducción parcial o total de esta obra por cualquier medio o procedimiento, comprendidos la reprografía y el tratamiento informático, y la distribución de ejemplares de ella mediante alquiler o préstamo públicos.

© Heridas y el tratamiento de las Heridas

© Miguel Valía Guerra

© Irene Molina Martínez

ISBN papel: 978-1548763428

ISBN-10: 154876342X

Impreso en España

Editado por Createspace

Primera edición, 2017

GUÍA

1. **HERIDAS**

   A. CLASIFICACIÓN DE LAS HERIDAS
   B. TIPOS DE CICATRIZACÓN DE LAS HERIDAS
   C. ESTADIOS DE CICATRIZACIÓN DE LAS HERIDAS
   D. CICATRIZACION DE LAS HERIDAS
   E. VALORACIÓN DE LA HERIDA
   F. PROCEDIMIENTO DE CURA DE LA HERIDA
   G. EVALUCIÓN DE LAS HERIDAS
   H. COMPLICACIONES DE LAS HERIDAS

2. **TRATAMIENTO DE LAS HERIDAS**

   A. TRATAMIENTO
   A.1. LIMPIEZA DE LA HERIDA
   A.2 DESBRIDAMIENTO
   A.3 CONTROL DEL EXUDADO
   A.4 PROTECCIÓN O CONTROL DE LA INFECCIÓN

A.5. CICATRIZACIÓN Y EPITELIZACIÓN
B. SUSTANCIAS QUE REQUIEREN APÓSITOS SECUNDARIOS
C. APÓSITOS DE TRATAMIENTO
D. CUADROS
D.1. CUADRO DE SUSTANCIAS QUE REQUIEREN DE APOSITO SECUNDARI0
D.1. CUADRO DE APOSITOS DE TRATAMIENTO

1. HERIDAS

Una herida es una solución de continuidad de la piel o las mucosas ocasionada por un agente traumático. Puede ser una cortadura, arañazo o picadura en la piel. Las heridas suelen ocurrir como resultado de un accidente pero las incisiones quirúrgicas, las suturas y los puntos también causan heridas. Las heridas menores no suelen ser serias, pero es importante limpiarlas bien.

A. CLASIFICACIÓN DE LAS HERIDAS

A.1. ATENDIENDO A AGENTE ETIOLÓGICO:

- **Heridas Incisas**: Se producen por el deslizamiento de un objeto cortante sobre la superficie de la piel. En ellas predomina su longitud. Su profundidad dependerá de la presión que haga el objeto sobre nuestro cuerpo y su largo dependerá del recorrido del mismo en la piel. Habitualmente tienen bordes muy

bien definidos, limpios y suelen sangrar mucho
- **Heridas Contusas**: Se deben por lo general a golpes por objetos con superficie roma y a aplastamiento de la piel y aquellas estructuras debajo de ella. Por lo general se presenta hematoma en la piel y lesión de la misma, con bordes contundidos y aplastados, o incluso sin bordes, por lo que son difíciles de suturar.
- **Heridas Punzantes**: Son producidas por objetos puntiagudos y alargados, en ellas predomina la profundidad a longitud. Superficialmente pueden ser pequeñas, pero profundas e incluso pueden tener mayor profundidad que el largo del objeto causante, por efecto acordeón de la piel y los tejidos subyacentes en el momento de la penetración.
- **Heridas por Mordedura**: importantes aparte de por la rotura de tejidos por el alto riesgo de infección que presentan.
- **Heridas por arma de fuego**: Presentan un orificio de salida mayor que el de entrada, con bordes irregulares y hacia afuera.
- **Heridas por Aplastamiento**: Pueden aparecer como heridas superficiales con poca importancia pero derivar en un importante síndrome compartimental.

- **Heridas Abrasivas**: Secundarias a rozamiento o frotamiento y solo afectan a la epidermis.

	HERIDAS PUNZANTES	HERIDAS CORTANTES	HERIDAS CORTO-PUNZANTES	HERIDAS INCISO-CONTUSAS
INSTRUMENTO				
MECANISMO DE ACCIÓN	. Actúan por medio de la punta . Cuña: - Disocia y separa tejidos - Si vence elasticidad: Rompe	. Actúan por medio de un filo que penetra a modo de cuña seccionando los tejidos. . Se acompaña de fuerzas de presión y deslizamiento	Punta + Filo	. Cortante . Contusión . No deslizamiento
CARACTERÍSTICAS DE LAS LESIONES	ORIFICIO DE ENTRADA: . No vence la elasticidad . Vence la elasticidad: . Leyes de Filos . Ley de Langer . TRAYECTO: ORIFICIO DE SALIDA: . Más pequeño . Desgarrado	1. HERIDAS LINEALES . Perpendicular . Deslizamiento 2. HERIDAS EN COLGAJO: . Penetración oblicua 3. HERIDAS MUTILANTES: Perpendiculares Corte + Tracción 4. HERIDAS ATÍPICAS: Erosiones En puente y zig-zag Irregulares	ORIFICIO DE ENTRADA 1. Típico . Hoja plana bicortante . Hoja plana monocortante . Hoja gruesa monocortante . Hoja pluricortante 2. Atípico: . Por instrumento . Por la forma de producirse TRAYECTO: . Único o múltiple . Perpendicular u oblicuo . Fondo de ciego o completo ORIFICIO DE SALIDA: . No constante . Forma distinta . 2 entradas, 1 salida TIJERAS: . Cerradas . Abiertas	HERIDAS INCISO-CONTUSAS . Componente contuso . Mayor profundidad . No respeta partes duras DIAGNÓSTICO DIFERENCIAL: 1. Heridas incisas: . No colas . Bordes contusos (equimosis + irregulares) 2. Heridas contusas: . Menos componente contuso . No puentes . Si lesiones en colgajo
PRONÓSTICO	. Orificio entrada no orienta sobre la gravedad . Profundidad . Limpieza . Grosor . Región anatómica	Muy variable: . Tipo de arma . Zona . Complicaciones - Hemorrágicas - Infecciosas	Similar al de las heridas punzantes y cortantes	Más grave por: . Mayor extensión y profundidad . Más complicaciones infecciosas Con frecuencia son mortales o producen graves secuelas

A.2 SEGÚN SU FORMA:

- **Lineales**: pueden ser rectas, curvas o estrelladas.
- **En Colgajo**: se produce separación incompleta de tejidos, quedando estos unidos por un pedículo.
- **Con Pérdida de Sustancia**: perdida completa del tejido lesionado.

A.3 SEGÚN PROFUNDIDAD Y GARVEDAD:

- **Epidérmicas o arañazos**: Afecta solo a la epidermis.
- **Erosión**: Pérdida de sustancia o desprendimiento de epidermis.
- **Superficiales o simples**: Hasta tejido celular subcutáneo (no afectan a elementos importantes como nervios, vasos y tendones).
- **Profundas, complicadas o complejas:** Afecta a varios tejidos y más profundos (piel, músculo, hueso).
- **Penetrante**: heridas graves que afecta a cavidades naturales, sin lesionar órganos o vísceras.
- **Perforantes**: heridas graves que afectan a vísceras u órganos vitales

A.4 SEGÚN DIRECCIÓN:

- Longitudinales.
- Transversales.
- Oblicuas.
- Espiroideas.

A.5 SEGÚN EL GRADO DE CONTAMINACIÓN:

- **Heridas limpias**: El 75% de todas las heridas (que generalmente son electivas) pertenecen a esta clase. Estas incisiones electivas se realizan en condiciones estériles y no tienen propensión a infectarse. Las heridas limpias se cierran por cierre primario.
- **Heridas limpias-contaminadas**: En estas heridas existe contacto con la flora habitual normal de los tractos respiratorio, digestivo, genital y urinario.
- **Heridas contaminadas**: Estas incluyen heridas traumáticas recientes como laceraciones de tejidos blandos, fracturas abiertas, y heridas penetrantes; procedimientos operatorios en los que hay salida abundante del tracto gastrointestinal; procedimientos en el tracto biliar o genitourinario en presencia de bilis o de orina infectada; y operaciones en las que se viola la técnica aséptica (como en el masaje

cardiaco abierto de urgencia). Los microorganismos se multiplican tan rápido que en seis horas una herida contaminada puede estar infectada.
- **Heridas sucias e infectadas**: Estas heridas han estado muy contaminadas o clínicamente infectadas. Incluyen vísceras perforadas, abscesos, o heridas traumáticas antiguas en las que se ha retenido tejido desvitalizado o material extraño.

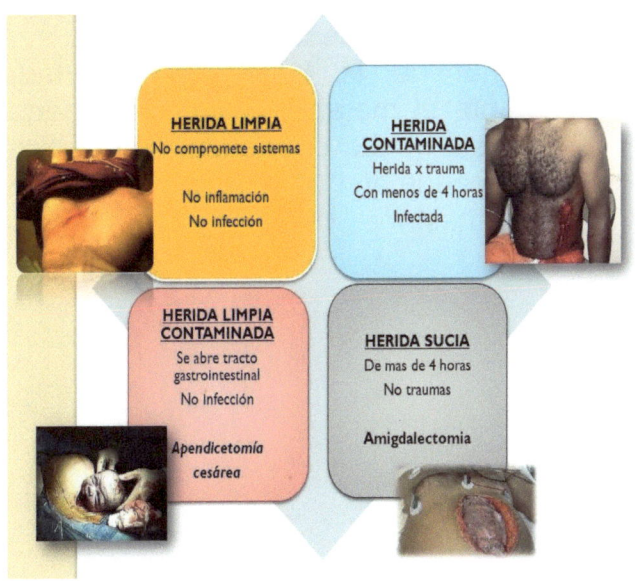

B. TIPOS DE CICATRIZACÓN DE LAS HERIDAS

> ➢ **Por cierre primario o primera intención:** Una incisión que cicatriza por primera intención, lo hace en las primeras horas de su creación (en las primeras 6 horas generalmente, aunque en tejidos muy vascularizados puede realizarse hasta 12 ó 24 horas después), los bordes de la herida son aproximados directamente. La fuerza tensional de la herida es aportada mediante el metabolismo del colágeno. El epitelio queda cubriendo la superficie de la herida y hace de barrera a las infecciones.

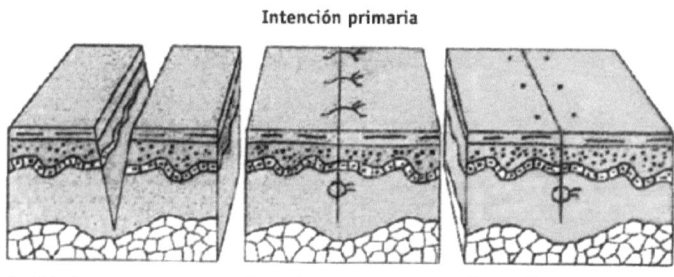

Intención primaria

Incisión limpia   Sutura temprana   Cicatriz fina

- **Por cierre primario retrasado, diferido**: ocurre cuando dos superficies de tejido de granulación son aproximadas. Este es un método seguro de reparación de las heridas contaminadas, así como de las heridas sucias e infectadas y traumatizadas, con pérdida extensa de tejido y riesgo elevado de infección. Este método se ha probado que tiene éxito después de un trauma excesivo relacionado con accidentes automovilísticos, incidentes con armas de fuego, o heridas profundas y penetrantes con cuchillos. Estas heridas se tratan habitualmente mediante debridación de los tejidos no viables y las deja abiertas. La herida abierta en cicatrización recupera gradualmente la suficiente resistencia a la infección que le permite un cierre no complicado. Generalmente esto se lleva a cabo cuatro a seis días después de la lesión. Cuando se lleva a cabo el cierre, los bordes de la piel y el tejido subyacente deben aproximarse y asegurarse con precisión

- **Por Segunda Intención:** Cuando la herida no cicatriza por unión primaria, se lleva a cabo un proceso de cicatrización más complicado y prolongado. La cicatrización por segunda intención es causada por infección, trauma excesivo, pérdida o aproximación imprecisa del tejido. En este caso, la herida puede dejarse abierta para permitir que cicatrice desde las capas profundas hacia la superficie exterior. Se forma tejido de granulación que contiene miofibroblastos y cierra por contracción. El proceso de cicatrización es lento y habitualmente se forma tejido de granulación y cicatriz

Intención secundaria

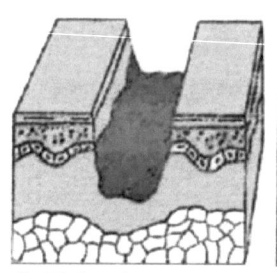
Cicatriz irregular con separación entre los bordes

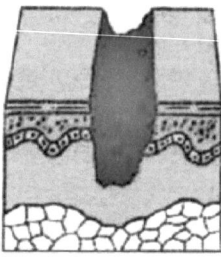
Granulación

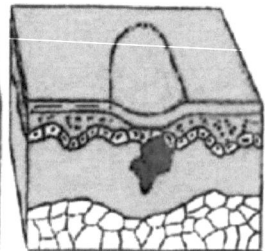
El epitelio crece sobre la cicatriz

> **Cierre por tercera intención**: suele ocurrir en heridas que se abren o heridas que sus bordes no fueron aproximados dentro del tiempo adecuado para su adecuada cicatrización. Esperar a que granulen espontáneamente. Queda cicatriz.

Intención terciaria

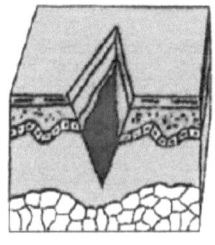
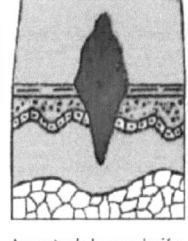
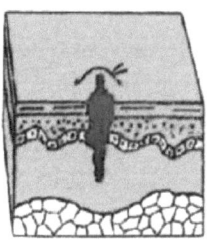

Herida — Aumento de la granulación — Sutura tardía con herida ancha

C. ESTADIOS DE CICATRIZACIÓN DE LAS HERIDAS

La cicatrización de las heridas es un fenómeno fisiológico que comienza con la coagulación sanguínea para después continuar con la activación de los procesos catabólicos de limpieza y seguir con la regeneración de nuevo tejido de relleno (fase anabólica) y finalizar con la estructuración de un nuevo tejido cicatricial. Por regla general, la curación no cicatrización de una herida consta de tres fases: inflamatoria/exudativa, proliferativa y de diferenciación, maduración o remodelación.

- Fase inflamatoria/exudativa Se detiene la hemorragia por medio de las plaquetas y de la formación de fibrina. Aparecen los primeros signos de defensa del organismo (neutrófilos, macrófagos y linfocitos) con el objetivo de evitar la contaminación de microorganismos
  - Fase vascular: duración de 5 a 10 minutos.
  - Fase celular: duración entre 24 y 48 horas. La inflamación es resultante de la migración de celular leucocitarias al área ocurre en unas cuantas horas, causa edema localizado, dolor, fiebre y enrojecimiento alrededor del sitio de la herida.
- Fase fibroblástica/proliferativa: Predomina la proliferación celular (fibroblastos y colágeno) con el objetivo de que se vuelvan a formar los vasos destruidos y se rellene la zona defectuosa mediante tejidos de granulación. Duración entre la 2ª y 4ª semanas.
- Fase de diferenciación/maduración: La epitelización cierra el proceso de cicatrización Se produce una contracción de la herida mediante la transformación del tejido granular en

tejido cicatricial.: dura entre la 5ª y 6ª semana.
- ➢ Fase de remodelación y cicatriz: esta última fase va desde el final de la fase de contracción y su finalización puede durar años.

El proceso de curación de heridas es un proceso activo, dinámico e involuntario en el que las distintas fases que lo componen se superponen en el tiempo, sin poder separar claramente unas de otras.

Respuesta tisular al daño

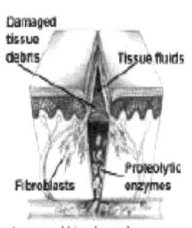

Fase 1-
Respuesta inflamatoria y proceso de debridación

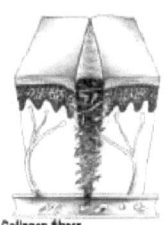

Fase 2-
Formación de colágena (cicatriz)

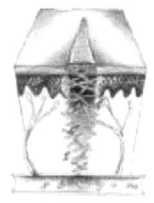

Fase 3-
Suficiente colágena depositada

D. CICATRIZACION DE LAS HERIDAS

D.1. CONSIDERACIONES SOBRE LA CICATRIZACIÓN

- La cicatrización dependerá del tipo de herida y aspecto.
- Localización y tamaño de la herida. En cara y articulaciones hay que llevar especial cuidado para evitar secuelas estéticas y funcionales.
- Estado de salud y tratamientos del paciente. Algunas enfermedades de base del paciente pueden alterar las condiciones óptimas de cicatrización y aumentar el riesgo de infección (diabetes, neoplasias, problemas circulatorios, uso de corticosteroides... etc.)
- Estado nutricional del paciente. En defecto puede alterar la cicatrización y aumentar el riesgo de infección.
- Índice de masa corporal. Las personas obesas tienen más riesgo de de infecciones y dehiscencias por causa de la dificultad de de cicatrización del tejido adiposo.
- En pacientes con hábitos tóxicos como el tabáquico, disminuye su

cantidad de hemoglobina oxigenada y ello perjudica a la cicatrización.
- Las alergias.

D.2. FACTORES QUE INFLUYEN EN LA CICATRIZACIÓN.

- Técnica de sutura.
- Edad. Las personas más jóvenes mejor tasa de cicatrización generalmente
- Temperatura local. Un pequeño aumento de ella aumenta la irrigación sanguínea y favorece la cicatrización.
- La infección de la herida retrasa el proceso de cicatrizado.
- Un estado de nutrición deficiente produce inmunosupresión y aumenta el riesgo de infección.
- Hay fármacos como los corticoides, los quimioterapicos, inmunosupresores y los vasoconstrictores que retrasan o dificultan el proceso.
- Hay hormonas indispensables para la cicatrización cuya función consiste en aumentar la proliferación de tejido conectivo. Con lo cual una segunda herida a los pocos días de la primera tendera a cicatrizar más rápida por

existir niveles elevados de dichas hormonas.
- La radioterapia dificultad la cicatrización.
- La presencia de enfermedades de base del paciente también pueden alterar la cicatrización, como: la diabetes mellitus, la vasculopatía periférica, el alcoholismo crónico… etc.
- Humedad.

E. VALORACIÓN DE LA HERIDA

- Prestar atención a la existencia de hemorragia.
- Forma, localización, longitud y extensión de la herida.
- Bordes y si son limpios o contusos.
- Profundidad y posible afectación de tejidos internos.
- Grado de suciedad y existencia de cuerpos extraños.
- Contaminación según el agente traumático y el tiempo transcurrido desde la lesión al comienzo del tratamiento

F. PROCEDIMIENTO DE CURA DE LA HERIDA

F.1. PRECAUCIONES:

- Usar técnica aséptica.
- Utilizar de preferencia paquetes individuales de material e instrumental de curaciones.
- Mantener equipo separado para heridas infectadas.
- Abrir previamente los equipos y dejar el material listo si realiza la curación una sola persona.
- Humedecer los apósitos adheridos a la herida.
- Limpiar la herida del centro a la periferia, si no hay infección.
- Rasurar si es necesario, las áreas donde se fije el esparadrapo.

F.2. OBJETIVOS

- Favorecer la cicatrización.
- Disminuir el riesgo de infección.

F.3. MATERIAL NECESARIO

- Agua y jabón neutro.
- Carro de curas.
- Equipo de curas (o pinzas de disección).
- Tijeras.
- Antiséptico.
- Suero salino.
- Torundas de gasas.
- Apósitos estériles según requerimientos de la herida: Gasas, compresas de curas…etc.
- Recipiente para recogida de residuos.
- Guantes estériles y no estériles.
- Mascarilla si precisa.
- Sistemas de sujeción que precise la cura: apósito autoadhesivo, vendas… etc.

F.4. PROCEDIMIENTO

F.4.1. CURA DE HERIDA LIMPIA

1. Revise y lleve el carro de curaciones o la bandeja a la unidad del paciente.
2. Explique al paciente la técnica que se va a realizar y colóquelo en posición cómoda y conveniente para hacer la curación con facilidad.
3. Lávese y desinfectes sus manos.
4. Preparar el campo estéril.

5. Colóquese guantes desechables.

6. Desprenda con cuidado los vendajes y/o el apósito sucio.

7. Si la herida tiene restos de gasas o apósitos adheridos retírelos con unas pinzas de disección.

8. Valore el aspecto de la herida.

9. Limpie la herida con agua y jabón

10. Aclare la herida con suero salino.

11. Colóquese los guantes estériles.

12. Preparar sobre el campo estéril el material necesario siguiendo las medidas de seguridad.

13. Seque la herida con una gasa estéril.

14. Aplique sobre la herida el antiséptico con las torundas (utilizando diferentes torundas en cada pasada) y déjelo secar.

15. Valore la utilización de apósito oclusivo o de dejarlo al aire.

16. Si se cubre la herida, coloque el apósito estéril evitando pliegues y zonas donde no esté adherido.

17. Recoja el material sucio utilizado.

18. Quítese los guantes y hágase lavado de manos higiénico.

19. Anote en la historia clínica del paciente el procedimiento realizad, así como datos a tener en cuenta para su evolución.

20. Reponga el material utilizado del carro de curras.

F.4.2. CURA DE UNA HERIDA SUCIA Y/O CONTAMINADA

1. Revise y lleve el carro de curaciones o la bandeja a la unidad del paciente.
2. Explique al paciente la técnica que se va a realizar y colóquelo en posición cómoda y conveniente para hacer la cura con facilidad.
3. Lávese y desinfectes sus manos.
4. Preparar el campo estéril.
5. Colóquese guantes desechables.
6. Desprenda el apósito sucio, intentando evitar que vea la herida si el paciente no lo desea.
7. Determine la forma más efectiva para facilitar la salida de exudados si se presentan, como cambio de posición, presión de áreas circundantes a la herida, hacer toser al paciente…etc.
8. Si la herida tiene restos de gasas o apósitos adheridos retírelos con unas pinzas de disección.
9. Retire con pinza o tijeras; el tejido necrosado
10. Valore el aspecto de la herida, observe si existen signos de exudado o de infección.
11. Limpie la herida con agua y jabón.
12. Aclare la herida con suero salino. (Si se considera necesario tras su lavado se tomaran muestras del exudado según el protocolo del centro).
13. Colóquese los guantes estériles.

14. Preparar sobre el campo estéril el material necesario siguiendo las medidas de seguridad.

15. Seque la herida con una gasa estéril.

16. Aplique sobre la herida el antiséptico con las torundas montadas sobre pinzas, realizando suaves movimientos des del centro de la herida hacia fuera o de arriba hacia abajo (utilizando diferentes torundas en cada pasada).

17. Valore la utilización de apósito oclusivo que favorezca el ambiente húmedo o de cualquier otro tipo de recurso comercializado que favorezca la evolución correcta de la herida según sus características.

18. Coloque el apósito estéril evitando pliegues y zonas donde no esté adherido.

19. Recoja el material sucio utilizado.

20. Quítese los guantes y hágase lavado de manos higiénico.

21. Anote en la historia clínica del paciente el procedimiento realizad, así como datos a tener en cuenta para su evolución.

22. Reponga el material utilizado del carro de curras.

G. EVALUCIÓN DE LAS HERIDAS

- ➢ Comprobar la aproximación de los bordes de la herida en la línea media de sutura.
- ➢ Valorar manifestaciones de complicaciones:
  - Sangrado.
  - Edema.
  - Tensión de la sutura.
  - Drenaje de exudado.
- ➢ Observar la presencia de signos de infección:
  - Dolor.
  - Calor.
  - Eritema.
  - Olor.
  - Induración.

H. COMPLICACIONES DE LAS HERIDAS

- ➢ Hematoma o seroma: Es la acumulación de sangre o liquido seroso en las heridas, retrasan su curación y deben ser drenados por aspiración o abriéndola para extraerlos.

- Tétanos: al perder la piel la solución de continuidad y encontrarnos ante heridas abiertas aumenta el riesgo de tétanos. Establecer profilaxis antitetánica adecuada (vacuna y gammaglobulina).

- Infección de la herida: se detecta mayoritariamente entre el tercer y quinto día tras la sutura y se observa piel roja, dolorosa y fluctuante.

- Dehiscencia de la herida: separación de los bordes de la herida.
    - Dehiscencia no infectada: se reaproxima con sutura de cinta adhesiva.
    - Dehiscencia infectada: se deja abierta para que cierre por segunda intención.

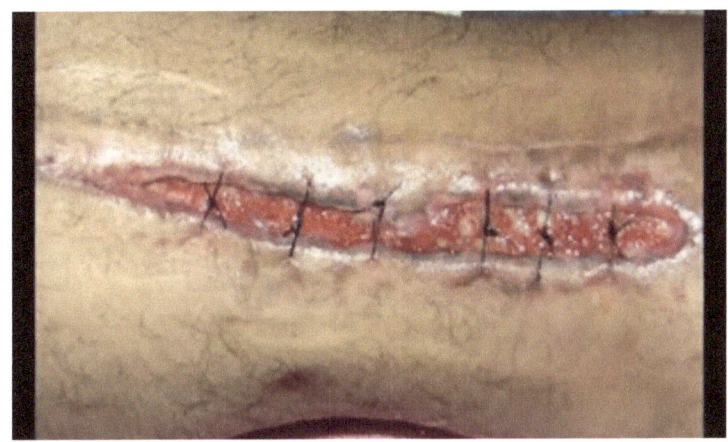

2. TRATAMIENTO DE LAS HERIDAS

A. TRATAMIENTO

El tratamiento local de las heridas se basa en la preparación del lecho de la herida y consiste en una forma de tratamiento global de las heridas que acelera la cicatrización endógena o facilita la eficacia de otras medidas terapéuticas. Es un proceso que elimina las barreras locales que impiden la cicatrización y que debe adaptarse a las necesidades de la herida y cumplir los siguientes objetivos:

- Limpieza de la herida.
- Desbridamiento.
- Control del exudado.
- Proteger de infecciones.
- Estimular la cicatrización y reepitelización.

A.1. LIMPIEZA DE LA HERIDA

El primer paso para la curación de heridas es siempre una correcta limpieza que nos ayude a prevenir infecciones. Limpiar la herida ayuda a eliminar residuos, microorganismos y células muertas que se encuentren en el lecho de la herida y que pueden ser caldo de cultivo para el crecimiento de bacterias. Siempre se deben limpiar las heridas antes de aplicar antisépticos, tanto cuando se produce la herida como al inicio de las curas.

No limpiar las heridas con productos limpiadores o agentes antisépticos (povidina yodada, peróxido de hidrogeno, soluciones de hipoclorito sódico…etc.). Utilizar agua y jabón neutro o solución salina isotónica.

- **Uso de agua para la limpieza de heridas**: el agua se ha usado siempre para la limpieza de heridas ya que, aparte de limpiar, produce un incremento de exudado que es positivo para la cicatrización. Si la herida está muy sucia, conviene lavarla con agua y jabón siempre que se aclare muy bien después.

  Hay que tener cuidado con el jabón que usamos, dado que algunos no son aptos para limpiar heridas y pueden retrasar la cicatrización. Lo mejor es utilizar un jabón líquido neutro.

- **Uso de suero fisiológico:** El suero fisiológico suele ser el agente de limpieza preferido en entornos clínicos porque es isotónico, es decir, no altera la proporción de fluidos del lecho de la herida. Proporciona un medio húmedo y promueve la granulación y formación de tejido. Además de limpiar y favorecer la cicatrización de la herida, no produce alergia ni irritaciones y ayuda a deshacer mucosidades, por lo que suele usarse también para el lavado de nariz y ojos.
Si bien el agua potable es eficaz en limpieza de heridas, el uso de suero fisiológico evita realizar controles sobre la calidad del agua y la idoneidad del jabón. Por otro lado, el suero mantiene las condiciones de la piel, facilita la cicatrización y usado en mono dosis garantiza la esterilidad de las aplicaciones. Se aconseja aplicarlo a una temperatura entre 33 y 42ºC, ten en cuenta que el frío retrasa la cicatrización de la herida.

A.2 DESBRIDAMIENTO

El control del tejido no viable o desbridamiento consiste en retirar la presencia en el lecho de la herida de tejido necrótico, bien sea como escara negra, amarilla..., de carácter seco o húmedo, que actúa como medio ideal para la proliferación bacteriana e impide el proceso de curación.

El desbridamiento de heridas se produce naturalmente (se llama desbridamiento autolítico) pero lleva tiempo. Se ha demostrado que si el proceso de desbridamiento se acelera, las heridas se curan más rápidamente, eligiendo el tipo de desbridamiento según la situación global del paciente (enfermos con trastornos de la coagulación, enfermos en fase terminal de su enfermedad, etc.), y las características del tejido a desbridar. De forma práctica, podemos clasificar los métodos de desbridamiento en:

> **Desbridamiento selectivo:** va dirigido únicamente al tejido dañado y/o necrótico que limita o imposibilita la curación de la herida.

- **Desbridamiento autolítico:**
  El desbridamiento autolítico se favorecerá mediante el uso de productos concebidos en el principio de cura húmeda. Se produce por la conjunción de tres factores, la hidratación del lecho de la úlcera, la fibrinólisis y la

acción de las enzimas endógenas sobre los tejidos desvitalizados. Esta fórmula de desbridamiento es la más selectiva y atraumática. No requiere de habilidades clínicas específicas y es generalmente bien aceptado por el paciente. Presenta una acción más lenta en el tiempo. Cualquier apósito capaz de producir condiciones de cura húmeda, de manera general, y los hidrogeles en estructura amorfa de manera específica, son productos con capacidad de producir desbridamiento autolítico. En el caso de heridas con tejidos esfacelados, los hidrogeles en estructura amorfa (geles), por su acción hidratante, facilitan la eliminación de tejidos no viables, por lo que deben considerarse como una opción de desbridamiento.

- **El método de biocirugía:** usa larvas de gusano estériles, que liberan enzimas que degradan el tejido muerto. Las larvas digieren bacterias en de la herida y las enzimas evitan que se desarrollen nuevas bacterias en la herida. Actualmente esta técnica no está autorizada en España.

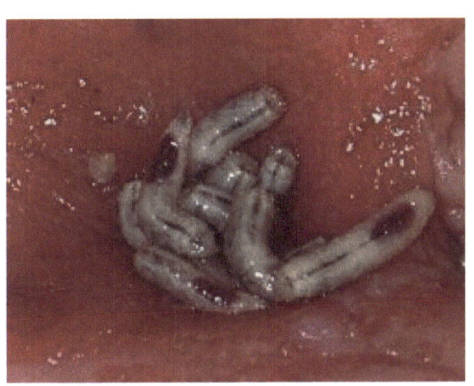

- **Desbridamiento químico (enzimático):** el desbridamiento químico o enzimático es un método más a valorar cuando el paciente no tolere el desbridamiento quirúrgico. Es el método más selectivo, que utiliza compuesto elaborados con enzimas proteolíticas que eliminan el tejido necrótico y esfacelar. Existen en el mercado diversos productos enzimáticos (proteolíticos, fibrinolíticos...), que pueden utilizarse como agentes de detersión química de los tejidos necróticos. La colagenasa es un ejemplo de este tipo de sustancias. Existen evidencias científicas que indican que ésta, favorece el desbridamiento actuando sobre los puentes de colágeno desnaturalizado, eliminándolo y sobre el crecimiento de tejido de granulación. Cuando vaya a ser utilizada, es recomendable proteger la piel periulceral con una película barrera, o en su defecto, con una pasta de zinc, etc., al igual, que se debe aumentar el nivel de humedad en la herida (si ésta no presentara exudado) para potenciar su acción. No se debe utilizar en combinación con antibióticos tópicos, antisépticos, metales pesados y detergentes.

- **Desbridamiento hipobárico:** usa un vendaje con espuma y un tubo de succión en la herida limpia. Se sella con una venda transparente que se puede ver a través de esta para crear succión en la herida. La succión saca y elimina los tejidos muertos y los líquidos adicionales. Esto provoca el crecimiento de tejido nuevo y saludable.

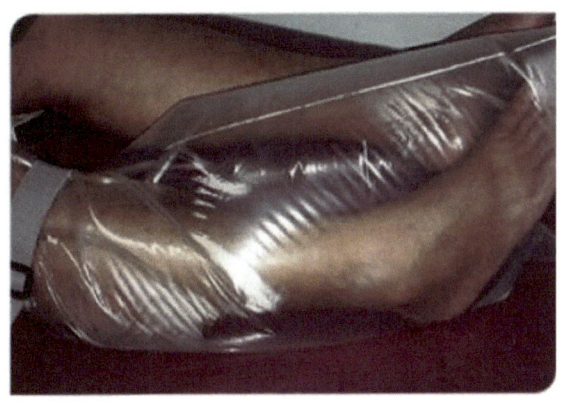

- **Desbridamiento cortante quirúrgico:** Está considerado como la forma más rápida de eliminar áreas de escaras secas adheridas a planos más profundos o de tejido necrótico húmedo. Se debe realizar por planos y en diferentes sesiones (salvo el desbridamiento radical en quirófano), siempre comenzando por el área central, procurando lograr tempranamente la liberación de tejido desvitalizado en uno de los lados de la herida. Debe detenerse cuando lleguemos a zonas de exposición de tendones, cuando se penetre en la fascia, o bien, cuando exista una hemorragia o el paciente refiera dolor. Ante la posibilidad de aparición de dolor en esta técnica, es aconsejable la aplicación de un antiálgico tópico (Gel de Lidocaína 2%, etc.). La hemorragia puede ser una complicación frecuente que podremos controlar generalmente mediante compresión directa, apósitos hemostáticos, etc. Por otra parte, en caso de pequeñas hemorragias los alginatos pueden ser una buena opción aunque deben ser retirados una vez se haya detenido la hemorragia.

Es un procedimiento cruento, que requiere conocimientos, destreza, técnica y material estéril. Por otro lado, la política de cada institución o nivel asistencial, determinará quién y dónde realizarlo.

Puesto que es un procedimiento invasivo, con riesgo de complicaciones, es necesario solicitar el consentimiento informado. Empleado para la heridas grandes o severamente infectadas. Se usan instrumentos quirúrgicos, como un escalpelo, pinzas y tijeras, con los que se retira de forma manual el tejido desvitalizado. Este método es más rápido pero hay que saber realizarlo bien.

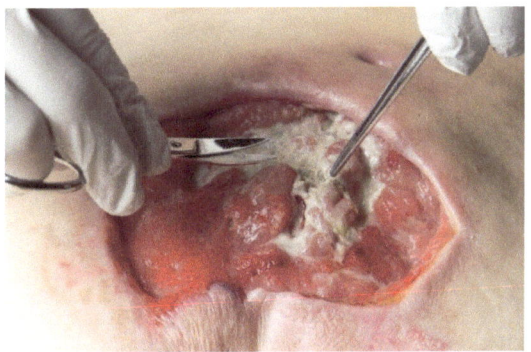

- ➤ **Métodos no selectivos de desbridamiento:** Los métodos no selectivos eliminan el tejido infectado, dañado o muerto y también podrían eliminar tejido sano cercano. La herida podría verse más grande después del desbridamiento.

    - **Los métodos químicos** usan soluciones para suavizar el tejido muerto de su herida: El agua oxigenada elimina los gérmenes de la herida. Este método podría irritar la piel cercana a las orillas de su herida y hacer que la piel se vea roja. La solución de hipoclorito ayuda a eliminar el tejido muerto lentamente y el Yodo puede ayudar a secar los tejidos muertos (también puede ser irritante).

- **Métodos mecánicos:** Se trata de una técnica no selectiva y traumática. Principalmente se realiza por:

  - **El método de vendaje húmedo a seco:** usa una gasa húmeda en la herida y se deja secar, pasadas 4-6 horas, se adhieren al tejido necrótico, pero también al tejido sano, que se arranca con su retirada. Este método puede resultar muy doloroso y afectar negativamente al tejido en proceso de formación. En la actualidad este tipo de desbridamiento es una técnica en desuso.

- **El método por abrasión mecánica**: a través de fuerzas de rozamiento (frotamiento)

- **El método de irrigación pulsátil** usa un dispositivo médico que limpia la herida con salina pulsátil. Después se desecha los residuos de tejido con un tubo de succión.

- **El método de hidromasaje** usa agua tibia y en movimiento rápido para suavizar y eliminar el tejido muerto. El método limpia la herida y el tejido alrededor de éste y aumenta el flujo de sangre a la superficie de la herida para su sanación.

Estos métodos de desbridamiento no son incompatibles entre sí, por lo que sería aconsejable combinarlos para obtener mejores resultados.

A.3 CONTROL DEL EXUDADO

El control del exudado en una herida es esencial en el proceso de cicatrización. Un exceso del mismo, va asociado a un incremento de la carga bacteriana, aumento del edema, maceración de la piel circundante y retraso en el proceso de cicatrización.
Esta demostrado que un grado de humedad adecuado, disminuye el dolor, disminuye la tasa de infección, acelera la reepitelización y, por tanto disminuye el tiempo de cicatrización.

Ante una herida exudativa podemos usar apósitos absorbentes llevando cuidado de no secar demasiado el lecho de la herida o utilizar productos para curar en ambiente húmedo, como apósitos de alginato o hidrofibra de hidrocoloide. Cuando el exudado es purulento se debe coger muestras para cultivo y realizar antibiograma.
En una herida crónica, el proceso de epitelización y de proliferación celular puede verse afectado por fallos en la matriz de la herida, isquemia o defectos reguladores. Un grado de humedad adecuado en la herida acelera la reepitelización. Utilizaremos en este caso productos basados en el principio de cura en ambiente húmedo (C.A.H.).

A.4 PROTECCIÓN O CONTROL DE LA INFECCIÓN

Las bacterias presentes en la herida pueden retrasar la cicatrización, aunque no existan signos aparentes de infección. Estas se desarrollan en las heridas crónicas en una secuencia continua, abarcando desde la contaminación hasta la infección. Las fases que atraviesan las bacterias presentes en la herida son:

- Contaminación: Es la presencia de bacterias que no se multiplican. Situación normal que no origina ningún retraso en la cicatrización.
- Colonización: Es la presencia de bacterias que se multiplican sin que exista reacción por parte del hospedador. Esto no significa que la herida esté infectada. La colonización bacteriana no retrasa la cicatrización.
- Colonización crítica: Es la presencia de bacterias que se multiplican y que comienzan a ocasionar daños locales en el tejido
- Infección: Es la invasión y la multiplicación de bacterias en el tejido, provocando daño tisular y retraso en el proceso de cicatrización.

En la mayor parte de los casos, una limpieza y desbridamiento eficaz imposibilita que la colonización bacteriana progrese a infección clínica. El diagnóstico de la infección debe ser fundamentalmente clínico:

- **Síntomas de infección local:**

  - Aumento del exudado.
  - Olor anómalo o aumento del olor.
  - Cambio de color del tejido de granulación.
  - Retraso en la cicatrización.
  - Nos alertan del incremento de la carga bacteriana.

- **Síntomas secundarios:**

  - Exudado purulento.
  - Inflamación (eritema, edema, tumor, calor).
  - Dolor.
  - Olor.

Hay que tener en cuenta que la infección de la herida puede estar influenciada por factores propios del paciente: Déficit nutricional, obesidad, fármacos (inmunopresores, citostáticos), enfermedades concomitantes (diabetes, neoplasias), edad avanzada, incontinencia y otros relacionados con la herida (estadio, existencia de tejido necrótico y esfacelado, tunelizaciones, alteraciones circulatorias en la zona, etc.)

Cuando se sospecha infección debe recogerse muestra para cultivo y antibiograma. Ante un cultivo positivo (más de 100.000 colonias), se instaura antibioterapia sistémica. Tópicamente consideramos iniciar tratamiento antibiótico local ante lesiones limpias que no curan o continúan produciendo exudado de dos a cuatro semanas después de curas continuas.

No deben emplearse apósitos que no permitan intercambio gaseoso ante curas infectadas. Actualmente se comercializan apósitos con capacidad bactericida, estos apósitos suelen contener plata en su composición y disminuyen la carga bacteriana en el lecho de la lesión de manera profiláctica tanto como terapéutica.

A.5. CICATRIZACIÓN Y EPITELIZACIÓN

Una vez la herida limpia para estimular la cicatrización debemos elegir entre la cura tradicional o la cura en ambiente húmedo (C.A.H.).La evidencia científica demuestra la efectividad clínica de la técnica de la C.A.H. frente a la cura tradicional, así como su mayor eficacia (coste/beneficio).

- **La Cura Seca o Tradicional**: es un método que consiste en mantener la herida limpia y seca, se usa gasa estéril absorbente más antiséptico, para prevenir infecciones, aunque se retrase la cicatrización, siendo la responsable de:

    - Disminuir la temperatura en el lecho ulceral, provocando que las células sanas se sequen y mueran.
    - Eliminar la humedad, originando que las células epidérmicas emigren hacia el interior, retrasando el proceso de cicatrización.
    - Originar una costra, que se fija en planos inferiores mediante fibras de colágeno, impidiendo la aparición del nuevo tejido.
    - Exponer la herida a contaminantes externos.

- **La Cura en Ambiente Húmedo:** es un concepto que recibió un valor definitivo a través de los estudios desarrollados por Winter (1962), que venían a demostrar que el medio húmedo en el que se mantiene la úlcera favorece la migración celular, necesaria para la reparación de los tejidos, conllevando una curación más rápida y no dañando las nuevas células al retirar el apósito. Se basa en mantener un ambiente justo de humedad y temperatura en la herida que proporcione unas condiciones óptimas para que el proceso de cicatrización se realice de manera rápida y efectiva. Va a ser la responsable de:

- Favorecer la migración celular, tanto de polimorfos nucleares y macrófagos como las de la reparación plasmática.
- Manejar el exudado, sin alterar la piel periulceral.
- Facilitar el intercambio gaseoso, aumentando el aporte de oxigeno y nutrientes vía endógena.
- Acidifica el pH de la zona, creando ambiente bacteriostático y disminuyendo el riesgo de infección.
- Mantener una temperatura constante, estimulando la fibrinólisis.
- Protege las heridas de la contaminación.
- Favorecer los mecanismos de defensa y la eliminación de detritus.

- Disminuir el dolor por sus propiedades atraumáticas.
- Reducir el tiempo de cicatrización.
- Disminuir el número de curas.

En el mercado existen muchos tipos de apósitos par la realización de curas en ambiente húmedo la modificación de Turner en 1985 establece que un apósito ideal debe de cumplir los siguientes objetivos:

- Ser biocompatible.
- Proteger la herida de agresiones externas físicas, químicas y bacterianas, por lo que deberá ser impermeable para los microorganismos, agua y todo tipo de sustancias.
- Absorber el exudado, a ser posible de forma selectiva, absorbiendo el exceso sin secar el lecho de la herida.
- Permitir el intercambio gaseoso, impidiendo el desarrollo de microorganismos anaerobios y siendo así compatible utilizarlo en heridas infectadas.
- Que no afecte a la piel circundante.
- Mantener la temperatura corporal.
- Eliminar y controlar exudados y tejido no viable mediante su absorción.
- Que no deje residuos en la herida durante su retirada.

- Adaptarse a localizaciones difíciles.
- Ser de fácil aplicación y retirada. No adhiriéndose al lecho de la herida, ni dañar la piel periulceral en su retirada.
- Que no produzca malos olores.

Los apósitos de gasa no cumplen con la mayoría de los requisitos anteriores.

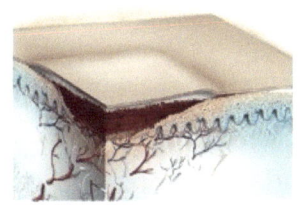

Curación seca de las heridas

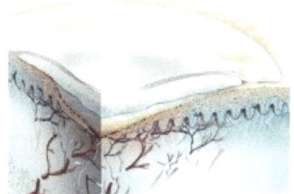

Curación húmeda de las heridas

B. SUSTANCIAS QUE REQUIEREN APÓSITOS SECUNDARIOS

B.1. GASAS HUMEDAS

Su principio es muy básicamente impregnar gasas estériles con suero fisiológico y fijarlas a la herida mediante vendas o esparadrapo. Esta técnica esta prácticamente en desuso porque las gasas necesitan ser humedecidas cada 4-6 horas y es un método altamente susceptible de contaminación.

En su puesto se están empleando apósitos combinados de films de poliuretano y gasas absorbentes, que aportan impermeabilización a las gasas, disminuyendo el secado de las mismas y el riesgo de infección.

B.2. GASAS IMPREGNADAS

Son gasas que se impregnan con sustancias oleosas para evitar que se adhieran al lecho de la herida. Para conseguir el ambiente húmedo se acompañan de de un soporte de gasas húmedas de forma continua.
En el mercado encontramos gasas impregnadas en sustancias neutras, antibióticas…etc. (TULGRASUM. LINITUL, BETATULM, TEGAPORE…)

B.3. ALGINATOS

Su composición es de polímeros de cadena larga procedentes de las algas. Absorben el exudado, hidratándose, intercambiando iones de calcio por iones sodio y transformándose en un gel hidrófilo traslúcido (gel coloidal). Éste crea un medio húmedo y caliente en el lecho de la herida que favorece la cicatrización, a la vez que pueden retener gérmenes en su estructura. Propiedades:

- Precisan de exudado para actuar.
- Pueden absorber hasta 20 veces su peso.
- Tienen propiedades de hemostasia.
- Se retiran fácilmente de la herida.
- Requieren de un apósito secundario de fijación.
- Son bioabsorbibles.
- Presentan cierta actividad antimicrobiana.
- Tienen capacidad desbridante.

Se presentan en apósitos de diferentes tamaños:

- En cinta de alginato para cavidades.
- En apósitos asociados a plata. Presentación Útiles en heridas crónicas con exudado moderado o alto, así como en úlceras infectadas, cavitadas y necrosis húmedas.
- Apósitos exclusivamente de alginato cálcico.
- Apósitos de Alginato asociado a Hidrocoloides.
- En aplicadores líquidos.

El mecanismo de de absorción basa su realización en tres sistemas:

- Difusión pasiva.
- Por acción capilar.
- Por sus propiedades hidofílicas.

Están indicados en heridas de moderada-alta exudación, infectadas y con mal olor, no deben utilizarse en necrosis secas, ni en heridas no exudativas.

B.4. HIDROGELES

Son compuestos formados por sistemas microcristalinos de polisacáridos y polímeros sintéticos muy absorbentes, con un contenido de agua del 70 al 90%. También contienen carboximetil celulosa sódica y alginatos.

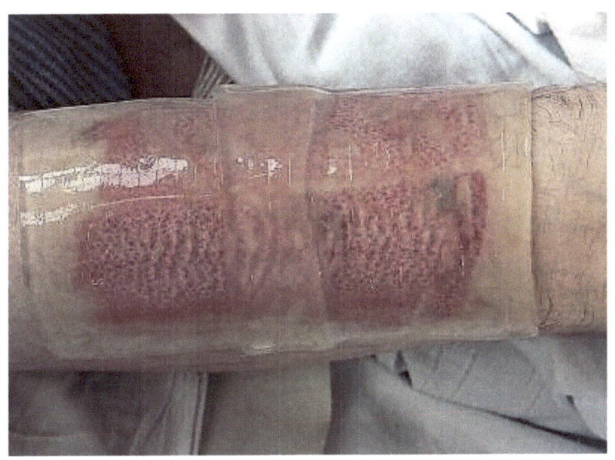

Propiedades:

- Favorecen la granulación y epitelización de las heridas.
- Favorecen desbridamiento por hidratación del tejido necrosado y el esfacelo, por lo que pueden asociarse con medicamentos hidrosolubles.
- En utilización conjunta con la colagenasa, potencia la acción de esta última.
- No son adherentes, por lo que presentan una retirada sencilla e indolora.
- Precisan de un dispositivo secundario de sujeción.
- Controlan el exudado.

Se presentan en láminas trasparentes de gel o en estructura amorfa con aplicador o dispensador (gel).
Indicaciones Útiles en úlceras vasculares, en necrosis secas y en heridas en cualquier fase o estadio.

B.5. HIDROFIBRA DE HIDROCOLOIDE

Son compuestos de carboximetilcelulosa sódica pura (CMC) en forma de fibras. En contacto con el exudado, forma un gel que mantiene un medio húmedo óptimo para el proceso de cicatrización, que será la base de la cura húmeda.

- Ayuda a controlar hemorragias menores.
- Indicado en úlceras que hayan sido desbridadas de forma mecánica o quirúrgica.
- Tienen gran capacidad absorbente reteniendo el exudado dentro de su estructura. Permite que se absorban cantidades elevadas de exudado.
- Permite la retención de exudado, incluso bajo presión.

- Precisan de apósito de tratamiento para mantener la temperatura y obtener un abarrera antimicrobiana.
- En heridas poco exudativas es necesario humedecerlos para tener húmedo el lecho de la herida.

Se presenta en apósitos de diferentes tamaños, en cinta y en apósitos asociados a plata.

Indicaciones En todo tipo de heridas que presenten exudado moderado o abundante, y en úlceras infectadas asociado a plata. Puede ser utilizado como apósito secundario combinado con otros apósitos.

B.6. APOSITO DE CARBÓN ACTIVADO

Se componen de carbón activado.
Propiedades:

- Son útiles para eliminar el olor, en infecciones mientras hace efecto el antibiótico.
- Absorben bacterias.
- Controlan el exudado.

No se deben cortar, ya que el carbón activado no debe entrar en contacto con el lecho de la herida.

Su presentación es en placa de carbón activado exclusivamente o asociado a plata, alginato o hidrocoloide.
Indicado en úlceras infectadas y/o malolientes y exudativas.

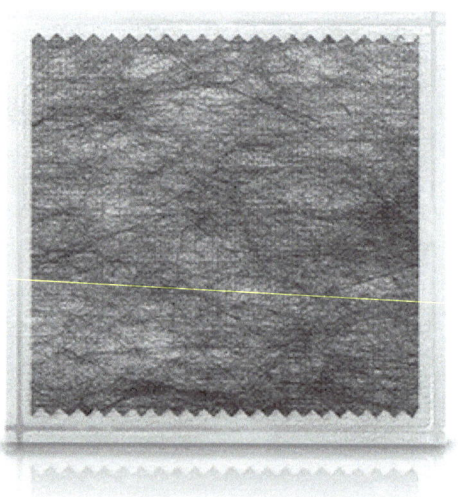

B.7. APÓSITOS DE PLATA

Son productos bioactivos que contienen Plata en diferentes porcentajes.
Propiedades:

- Efecto antimicrobiano o bactericida. La plata actúa bloqueando el sistema de

obtención de energía de las bacterias que se encuentra en la pared celular, sin producir daño alguno a las células humanas. Hay evidencias científicas de que la plata es efectiva frente a un amplio espectro de gérmenes, incluyendo los multirresistentes.
- No produce efectos secundarios.
- No interfiere con antibióticos sistémicos y produce escasas resistencias.
- Controla el exudado y mal olor de la lesión.
- Prepara el lecho de la herida para su cicatrización.
- No deben asociarse con colagenasa.

Su presentación varía dependiendo de las casas comerciales:

- Apósitos con plata como único elemento del apósito.
- Apósitos con plata asociada a diferentes tipos de apósitos: malla de carbón, hidrocoloide, hidrofibra de hidrocoloide, espumas de poliuretano, tul de hidrocoloide, alginato, etc.

Indicados para la profilaxis y tratamiento en heridas infectadas y heridas de evolución tórpida, con sospecha de infección o con evidencia de ella. Preparación del lecho de la herida, control del exudado (en función de la asociación) y el mal olor.

B.8. APÓSITOS DE CALÁGENO

Compuesto por productos bioactivos que aportan colágeno al lecho de la herida.
Propiedades:

- Estimula el crecimiento del tejido de granulación.
- Aceleran el proceso de cicatrización y regeneración de la herida.

Presentación en Polvo cicatrizante de colágeno (capacidad hidrofílica y cicatrizante) y apósitos de colágeno con antibiótico (propiedades hemostáticas y antibacterianas).
Indicados para absorber el exudado y la cicatrización en heridas crónicas (polvo), en heridas de cavidades como hemostático y como preventivo o tratamiento de infecciones en las lesiones. (Apósito con antibiótico).

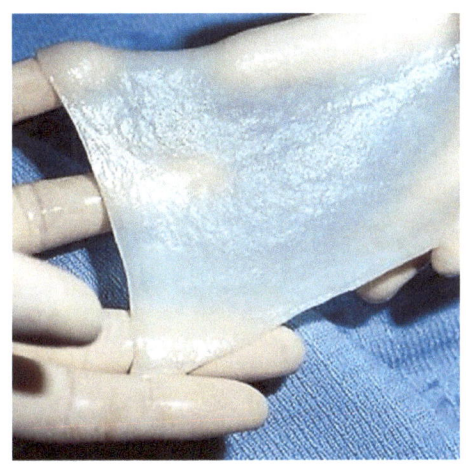

B.9. APÓSITOS CON ACIDO HIALURÓNICO

Composición de Ácido hialurónico como componente principal.
Propiedades:

- Bioactivo
- Propiedades hidrofílicas que facilitan la migración celular.
- Participa en el proceso de cicatrización.

Se presenta en apósitos, crema, gel y spray.
Indicado en irritaciones y heridas cutáneas, para cubrir heridas, agudas y crónicas, proporcionando un medio hidratado. Está contraindicado en heridas infectadas.

B.10. ÁCIDOS GRASOS HIPEEROXIGENADOS

Solución oleosa o en emulsión compuesta de ácidos grasos hiperoxigenados.

Propiedades:

- Aumentan la tonicidad cutánea.
- Mejoran la micro-circulación.
- Evitan la deshidratación de la piel.
- Tienen capacidad antiinflamatoria.

Indicaciones:

- Prevención de UPP y en tratamiento de UPP Estadio I.
- Prevención de heridas de la extremidad inferior.
- Sequedad cutánea y eczemas.
- Para mejorar la circulación sanguínea en las varices.

B.11. POVIDINA YODADA

Se denomina povidona, polividona yodada o iodopolivinilpirrolidonar a los productos formados por una solución de povidona y yodo molecular, generalmente en un 10%. Este producto es empleado frecuentemente como desinfectante y antiséptico.

Su mecanismo de acción radica en que actúa sobre las proteínas estructurales y enzimáticas de las células microbianas, destruyéndolas por oxidación. Es activa frente a bacterias (Gram+ y Gram-), hongos, virus, protozoos y esporas. Inicio de la actividad a los tres minutos.

Está indicada como:

- Antiséptico dermatológico: para preparar el campo quirúrgico y heridas quirúrgicas.
- En pequeñas heridas.
- Cortes superficiales.
- Rozaduras.

Consideraciones a tener en cuenta:

- Altera tanto el crecimiento de de las bacterias como de células sanas, por su capacidad bactericida.
- No ha de usarse en ulceras.
- No debe usarse junto a preparados mercuriales.
- No usarse junto a colagenasas, porque las inactiva.
- Cuidado en pacientes alérgicos al yodo o con alteraciones tiroideas.

Se presenta en solución, gel o apósitos impregnados.

B.12. POMADA DE COLAGENASA

Su principio activo es una colagenasa clostridiopeptidasa A específica. Las colagenasas son las únicas enzimas proteolíticas que pueden romper el colágeno en su forma natural. El proceso de curación de una herida se ve acelerado si esta libre de tejido necrótico adherido a las fibras de colágeno natural, la acción conjunta de la colagenasa y las proteasas asociadas permiten la digestión de los componentes necróticos presentes en la lesión, intensificando su efecto limpiador.

Propiedades:

- Rompe las fibras de colágeno natural.
- Digestión de los tejidos necrosados de la herida.
- Efecto limpiador.
- Pueden combinarse con antibióticos en heridas infectadas (Neomicina).

Indicada en el tratamiento de desbridamiento enzimático de los tejidos necrosados en ulceras cutáneas y subcutáneas.

A tener en cuenta:

- No deben emplearse conjuntamente con soluciones antisépticas, metales

- pesados y jabones, porque inhiben la acción de la colagenasa.
- Puede observarse sensibilización en tratamientos prolongados.

B.13. CLORHEXIDINA TOPICA

Antiséptico tópico y activo frente a un amplio espectro de microorganismos gram+ y gram-, hongos, esporas y virus. El inicio de su actividad esta entre 15-30 segundos. Reacciona con los grupos aniónicos de la superficie bacteriana, alterando la permeabilidad. A concentraciones superiores al 40% puede dañar el tejido.

Indicaciones según su concentración:

➢ **En Film**: desinfección de heridas superficiales, quemaduras leves, grietas y rozaduras: aplicar 1-2 veces/24 h.

➢ **Al 0,5%:**

- Desinfección de la piel.
- Quemaduras.
- Erosión cutánea.

- **Al 1%:**
  - Desinfección de piel.
  - Erosiones.
  - Pequeñas heridas superficiales.
  - Quemaduras leves.
  - Rozaduras.

- **Al 4%:**
  - Desinfección preoperatoria y lavado antiséptico de las manos.
  - Antisepsia preoperatoria de la piel.
  - Antisepsia postoperatoria de la piel.

- **5%:** limpieza obstétrica, de heridas y quemaduras.

Advertencias y recomendaciones:

- Existe riesgo de que se produzcan quemaduras químicas graves cuando se utilizan soluciones de clorhexidina, tanto de base acuosa como alcohólica, en recién nacidos. El riesgo aumenta en niños pretérmino.
- Utilizar la menor cantidad posible y evitar que el producto se acumule en pliegues cutáneos o debajo del mismo.
- Cualquier exceso de solución, así como cualquier material empapado con el producto que se encuentre en contacto

- directo con la piel del paciente debe ser retirado.
- Cuando sea necesario colocar un vendaje oclusivo en zonas previamente expuestas a clorhexidina, hay que tener especial cuidado en asegurarse de que en la piel no queda un exceso de producto

B.14. NITROFURAZONA

La nitrofurazona es un derivado nitrofurano que se utiliza de forma tópica por su carácter antibacteriano de amplio espectro, por lo que es un antibacteriano sintético de acción local.

Propiedades:

- Actividad antiinfecciosa.
- Favorece la cicatrización.
- No altera las condiciones naturales de la piel.

Indicaciones:

- Tratamiento alternativo de quemaduras de 2º y 3er grado.
- Infecciones de la piel.
- Preparación de superficies en injertos de piel, donde la contaminación bacteriana

puede causar rechazo del injerto o infección en el trozo donante

Aspectos a tener en cuenta:

- No tiene carácter desbridante.
- Preguntar al paciente antes de usar si es alérgico o tiene hipersensibilidad a ella.

B.15. EXTRACTO DE CENTELLA ASIÁTICA

Es un producto con acción cicatrizante que actúa fijando al colágeno dos aminoácido esenciales para la estimulación del tejido de granulación. Esta asociada a Neomicina (antibiótico de amplio espectro).

Indicaciones:

- Se aplica para que cicatricen heridas, úlceras, llagas, escaras y quemaduras de la piel, libres de tejido necrótico y detritus.
- También se usa como tratamiento de apoyo en heridas quirúrgicas y en el implante de injertos cutáneos. Especialmente se usa en casos en los que interesa una buena aireación y un secado rápido del proceso a tratar.

B.16. SULFADIACINA ARGENTICA

La sulfadiazina de plata es un combinado de nitrato de plata con la sal de sulfonamida. Es un anti-infecciosos tópico y se ha demostrado su eficacia frente a una amplia gama de microorganismos resistentes a antibióticos.

La sulfadiazina de plata no se absorbe a través de la piel intacta. En contacto con los fluidos corporales, pasa a sulfadiazina, la cual se absorbe sistémicamente, en particular en el caso de quemaduras de segundo y tercer grado.

Indicado para tratar y prevenir infecciones:

- En heridas.
- Quemaduras de segundo y tercer grado.

Consideraciones a tener en cuenta:

- Se debe aplicar un apósito que garantice una cura en ambiente húmedo.
- La crema se deshidrata paulatinamente formando una pseudo-escara que dificulta la granulación.
- Antes de volver aplicar el producto de nuevo hay que quitar bien el anterior, lo que puede causar una agresión al lecho de la herida.

C. APÓSITOS DE TRATAMIENTO

C.1. HIDROLOLOIDES

Son compuestos de carboximetilcelulosa sódica (CMC). Pueden asociarse otros hidrocoloides como pectina, gelatina. Generalmente se añaden otras sustancias hidroactivas de condición absorbente y otras que le capacitan para adherirse. La presentación en placa está cubierta por una capa de poliuretano que le da la oclusividad (no permeables) o semioclusividad (permeables) al oxigeno.

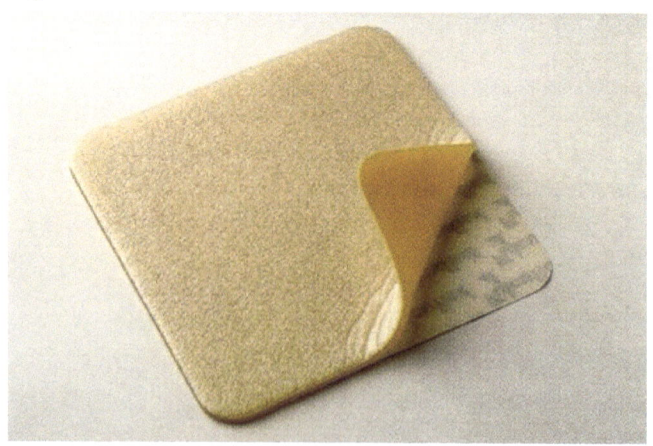

Propiedades:
- En presencia de exudado, forman un gel, de color y olor característicos, que evita la adherencia al lecho de la herida.

- Aporta un medio húmedo a la lesión, que favorece el proceso de cicatrización, ayudando al desbridamiento autolítico, facilitando la migración de las células epiteliales, y permitiendo la retirada del apósito de forma no traumática, sin dañar el tejido neoformado.
- Ejercen una moderada absorción y retención del exudado, controlando la cantidad del mismo entre el apósito y la herida.
- Crean un gel y un medio ligeramente ácido que le da carácter bacteriostático.
- Pueden dejar residuos en la herida y desprender un olor desagradable.
- Se retirarán cuando el gel sobrepase el perímetro de la herida, para evitar macerar los bordes.

Presentación:
- En placas/apósitos, existen diferentes tamaños, grosores, adhesividad, etc. Hay presentaciones para zona sacra, talones y codos.
- En pasta o gránulos, cada vez en menos uso.
- En malla: muy útil en heridas agudas, dermoabrasiones, zonas donantes, quemaduras superficiales y úlceras vasculares superficiales, que en

contacto con el exudado, forman una emulsión que mantiene un medio húmedo, activando la cicatrización. No se pega, ni se seca, no deja residuos en la herida, respeta el tejido de granulación y se retira sin dolor.

- En fibra no adhesiva, en forma de apósito o cinta conocidos como "hidrofibras" con gran capacidad de absorción (necesitan apósito secundario, visto en el punto 2.3.).

Indicaciones:

- En UPP, úlceras de la extremidad inferior y protección frente a fricción.
- Indicados en heridas con exudado leve, moderado o abundante según su presentación.
- Puede ser utilizado como apósito primario o secundario, combinado con otros apósitos.
- Las presentaciones en placa no son recomendables en úlceras con exposición de estructuras nobles, ni en úlceras infectadas.

C.2. APÓSITOS DE PELÍCULA DE POLIURETANO

Composición Apósitos formados por una lámina de poliuretano transparente.

Propiedades:
- Favorecen la movilidad y comodidad del paciente al ser planos, transparentes, autoadhesivos y elásticos.
- Son semioclusivos, permeables a gases y vapores pero no a líquidos.
- Aportan un ambiente húmedo a la herida que estimula la regeneración tisular y acelera su curación.
- Crean una película protectora que aísla la herida del medio externo, pero no tienen capacidad de absorber el exudado.
- Resultan de fácil aplicación y retirada.

Indicaciones:
- Prevención, protección ante la fricción, UPP en estadio I.
- Heridas superficiales.
- Como apósito secundario de fijación.

Precauciones: no se debe utilizar en heridas infectadas.

C.3. APÓSITOS HIDROACTIVOS

Estos apósitos están compuestos por gel de poliuretano o gel espuma de poliuretano.
Tienen diferentes capas con una superficie adhesiva y una externa repelente al agua. Son similares a los hidrocoloides pero en vez de formar un gel, el exudado es absorbido por el apósito que a su vez mantiene un ambiente húmedo, su capacidad de absorción.

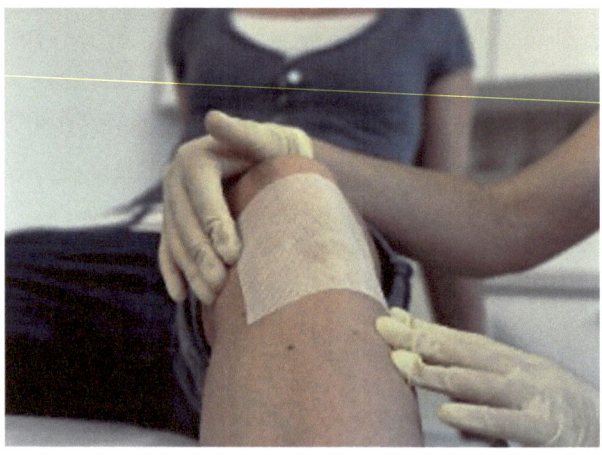

Propiedades:

- Altamente absorbente
- A prueba de agua.
- No deja residuos al desprenderse

- Es permeable a gases y vapor de agua (semipermeable).
- No altera, ni macera los bordes de la herida.
- Biocompatibles con cualquier tipo de medicamento coadyudante (no absorbe el principio activo).

Indicaciones:

- Principalmente en heridas con exudados elevados.
- Heridas profundas (úlceras de pierna, úlceras por presión).
- Quemaduras leves.
- Particularmente útiles sobre articulaciones por su habilidad de expandir o contraerse.
- Se pueden usar en ulceras infectadas.

C.4. HIDROPOLIMÉRICOS DE ESTRUCTURA ALVEOLAR

Están compuestos por espuma de poliuretano hidrófilo y recubiertos de un films semitransparente. Su estructura interna alveolar tridimensional le confiere gran capacidad de adsorción y de retención de exudado en su interior.

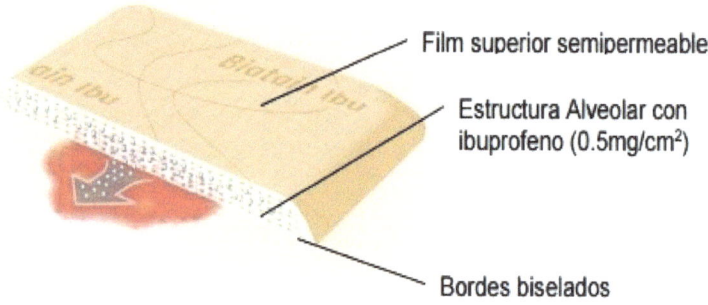

Film superior semipermeable
Estructura Alveolar con ibuprofeno (0.5mg/cm²)
Bordes biselados

Propiedades:

- Para heridas muy exudativas.
- Son semipermeables.
- Muy adhesivos.
- Absorbe controladamente el exudado respetando los bordes y piel periulceral.
- Compatible con procesos infecciosos.
- Retirada autraumatica, sin restos del apósito al desprenderlo.

C.5. HIDROCELULARES DE POLIURETANO TRILAMINAR

Están compuestos por tres láminas:

- Externa: film de poliuretano.
- Intermedia: hidrocelular de espuma de poliuretano.

- Interna: en forma de celdas, proporcionándole gran capacidad de adsorción y de retención del exudado.

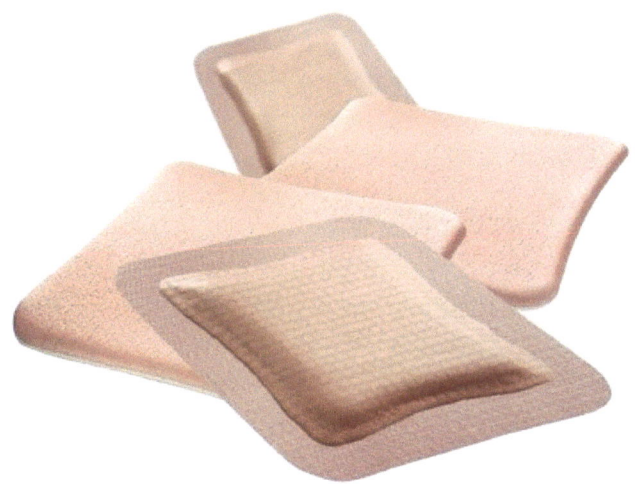

Propiedades:

- Son semipermeables.
- Adsorción controlada del exudado respetando los bordes y piel periulceral.
- Compatible con procesos infecciosos.
- Retirada autraumatica, sin restos del apósito al desprenderlo.
- Alivian la presión en la zona que cubren.

C.6. HIDROCELULAR MULTICAPA

Son apósitos compuestos por tres láminas:

- Externa: film de poliuretano.
- Intermedia: hidrófila.
- Interna: acrílica, no adhesiva al exudado de la herida, pero si.

Propiedades:

- Semipermeabilidad.
- Adsorción controlada del exudado respetando los bordes y piel periulceral.
- Compatible con procesos infecciosos.
- Retirada autraumatica, sin restos del apósito al desprenderlo.
- Toda su superficie es adhesiva y activa (permite recortarlos).

Indicaciones:

- Útil en heridas pequeñas e interdigitales.
- Para protección en pequeñas zonas de presión.
- Para pieles sensibles, debido a su baja adhesión no erosionan la piel periulceral.
- Contraindicados en zonas de movilidad (baja adhesión).

C.7. HIDROPOLIMERICO MULTICAPA

Apósitos compuestos por varias capas:

- Externa: poliuretano de alta densidad.
- Intermedia: tejido sin tejer, encargado de capturar el exudado.
- Interna: capa hidropolimerica con gran capacidad de adsorción.

Propiedades:

- Semipermeabilidad.
- Adsorción controlada del exudado respetando los bordes y piel periulceral.
- Compatible con procesos infecciosos.
- Retirada autraumática, sin restos del apósito al desprenderlo.
- Tienen baja capacidad de adhesión.

Indicado en heridas de moco a moderadamente exudativas y zonas con poca movilidad.

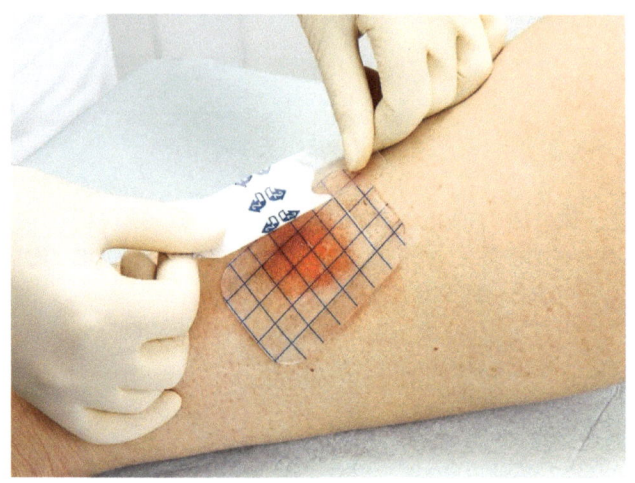

Apósito hidropolimérico transparente gel

D. CUADROS:

D.1. CUADRO DE SUSTANCIAS QUE REQUIEREN DE APOSITO SECUNDARIO

SUSTANCIAS QUE REQUIEREN DE APÓSITOS SECUNDARIOS			
SUSTANCIA	TIPO DE HERIDAS Y PROPIEDADES	FUNCION	NOMBRES COMERCIALES
ALGINATOS	De poco a muy exudativas No adhesivos Muy absorbentes	DESBRIDA Y CICATRIZA	ALGISITE / TEGATEL SORBSAN / SEASORB SOFT SORBALGON
HIDROGEL	Heridas con tejido necrosado o esfacelos	DESBRIDA FAVORECE GARNULACION Y CICATRIZACION	ASKINA GEL / GELIPERM HYDROSORB/ INTRASITE NORM-GEL...
HIDRO FIBRA DE HIDRO COLOIDE	Gran absorción No adhesivas Si las heridas son poco exudativas hay que humedecerlas	DESBRIDA Y CICATRIZA	AQUACEL
APÓSITOS DE CARBÓN	Absorben bacterias Heridas malolientes	DESBRIDA ELIMINA OLORES	ACTISORB PLUS CARBOFLEX/ CARBONET...
APÓSITOS	Antimicrobiano	PROFILAXI	ACTOCOAT/

DE PLATA	Controla el exudado y el olor	S Y TTº DE INFECCIONES	ACTISORB PLUS AQUACEL PLATA.
ACIDOS GARSOS HIPEROXIGENADOS	Mejoran la circulación sanguínea Tienen actividad antiinflamatoria	PREVENCION DE ULCERAS SEQUEDAD CUTANEA Y ECZEMAS	CORPITOL/ MEPENTOL LINOVERA...
POVIDINA YODADA	Para preparar el campo quirúrgico En heridas quirúrgicas Inicio de actividad 3 minutos	ANTISEPTICO/ BACTERIZIDA	BETADINE
POMADA DE COLAGENASA	Rompe las fibras de colágeno Se puede encontrar con antibiótico	DESBRIDA EL BETADINE LA INACTIVA	IRUXOL MONO (solo colagenasa) IRUXOL NEO (con NEOMICINA)
CLORHEXIDINA	Antiséptico No tiñe la piel y permite observar signos de infección Inicio de actividad 15-30 segundos	ANTISEPTICO/ BACTERIZIDA	CRISTLMINA
NITROFURAZONA	Antibiótico / hay que preguntar si es ALERGICO. Humedad	FAVORECE LA CICATRIZACION	FURACIN

	adecuada a los tejidos	QUEMADURAS	
EXTRACTO DE CENTELLA ASIATICA	En heridas pequeñas libres de necrosis	CICATRIZANTE	BLASTO ESTIMULINA
SULFADIACINA ARGENTICA	Antibacterizida Puede causar agresión al lecho de la herida en su retirada	ANTISEPTICO QUEMADURAS	SILVEDERMA

D.2. CUADRO DE APOSITOS DE TRATAMIENTO

APOSITOS DE TRATAMIENTO			
APÓSITO	**PROPIEDADES**	**TIPO DE EXUDADO**	**NOMBRE COMERCIAL**
HIDROCOLOIDES	Cualquier ulcera **Sin infección** Desbridar y cicatrizar Se pueden recortar	POCO EXUADTIVAS	ALGOPLAQUE/ ASKINA BIOFILM HIDROCOLL/ SURESKIN COMFEEL PLUS EXTRA ABSORBENTE

			PHYSIOTULLE…
HIDROACTIVOS	No en ulceras poco exudativas Infectadas Desbridar y cicatrizar	MODERADAMENTE EXUDATIVA	CUTINOVA/ ALLEVYN THIN ALLEVYN FOAM Y THIN COMPRESSION
HIDROPOLIMERICOS DE ESTRUCTURA ALVEOLAR	Infección Atraumatico/sin dejar residuos Ideales para el **sacro**	MUY EXUDATIVA	BIATAIN/ BIATAIN ADHESIVO BIATAIN THIN/ BIATAIN MAX BIATAIN SACRO BIATAIN TALON…
HIDROCELULARES POLIURETANO TRILAMINAR	Infección Atraumatico/sin dejar residuos Ideales para el **sacro**	MODERADAMENTE EXUDATIVA	ALLEVYN/ ALLEVYN ADHESIVO ALLEVYN GEL ALLEVYN SACRO
HIDROCELULAR MULTICAPA	Se pueden recortar Zonas con poca movilidad Atraumatico/sin dejar residuos	POCO A MODERADAMENTE EXUDATIVA	ASKYNA TRASSORBENT
HIDROPLIMERICO MULTICAPA	Baja adhesión a la herida Infección	POCO A MODERADAMENTE	TIELLE

		EXUDATIVA	

BIBLIOGRAFÍA

Mª Dolores Martínez-Espejo Sánchez, David Armero Barranco. Procedimientos clínicos en enfermería del adulto. Edita Diego Marín.

http://www.elergonomista.com
http://media.axon.es/pdf/78274.pdf
https://medlineplus.gov/spanish/woundsandinjuries.html
http://www.faustogl.es/Heridas.htm
http://web.intercom.es/jorgemas/Libro_Sutura.pdf
https://es.scribd.com
www.elsevier.es/es-revista-offarm-4-pdf-13094127-S300
http://www.vademecum.es/
https://www.allinahealth.org/mdex_sp/SD7489G.HTM
http://gneaupp.info/wp-content/uploads/2014/12/prevencion-de-cuidados-locales- y-heridas-cronicas.pdf
http://www.iqb.es/cbasicas/farma/farma04/s025.htm

Manual de Prevención y Cuidados de Heridas Crónicas, Servicio cántabro de salud, 2011, I.S.B.N.: 978-84-692-2677-3
http://www.medicamotolinia.com/2013/los-apositos-en-el-manejo-de-heridas/

www.ingramcontent.com/pod-product-compliance
Lightning Source LLC
Chambersburg PA
CBHW041101180526
45172CB00001B/64